NOUVELLE THÉRAPEUTIQUE HERNIAIRE

MÉMOIRE

SUR

DEUX CAS DE HERNIES CRURALES

PRÉSENTÉ A L'ACADÉMIE IMPÉRIALE DE MÉDECINE, LE 4 AOUT 1864.

A. Parent, imprimeur de la Faculté de Médecine, rue Mr-le-Prince, 31.

MÉMOIRE

SUR DEUX CAS

DE

HERNIES CRURALES

PRÉSENTÉ A L'ACADÉMIE IMPÉRIALE DE MÉDECINE, LE 4 AOUT 1864

PAR

LE D' JULES MEUGY

de Rethel (Ardennes).

* * *

PARIS

ADRIEN DELAHAYE, LIBRAIRE-ÉDITEUR

PLACE DE L'ÉCOLE-DE-MÉDECINE.

1866

MÉMOIRE

SUR DEUX CAS

DE

HERNIES CRURALES

PRÉSENTÉ A L'ACADÉMIE IMPÉRIALE DE MÉDECINE LE 4 AOUT 1864

Par le Dr Jules MEUGY (de Rethel).

Labor omnia vincit.

(VIRGILE.)

S'il y a solidarité entre tous les membres de la grande famille médicale quand il s'agit de l'honneur professionnel, il y a solidarité aussi entre tous quand il s'agit des progrès de l'art de guérir. D'où qu'il vienne, un fait pathologique curieux, quoique isolé, intéresse également tous les médecins, du moment que ce fait porte avec lui un cachet d'originalité qui le rend instructif pour tous. Aussi sommes-nous profondément convaincu qu'il est du devoir de tout praticien honnête, consciencieux, épris de son art, de communiquer aux corps savants les observations intéressantes qu'il peut avoir l'occasion de faire dans le cours de sa carrière. Le contrôle par les princes de la science de faits d'autant plus précieux qu'ils sont plus rares, est en quelque sorte la pierre de touche qui donne à ces faits leur véritable valeur et leur assigne le rang qu'ils doivent occuper dans l'histoire des progrès médicaux.

Fort de ces idées que nous croyons justes et sages, nous venons soumettre au jugement de nos savants confrères et maîtres de l'Académie de médecine les deux observations que l'on va lire et qui font l'objet de ce mémoire. Deux observations, c'est bien peu de chose, dira-t-on, pour motiver un travail de quelque valeur. Mais les deux cas pathologiques que nous avons à rapporter sont si insolites et si extraordinaires, nous dirions presque si merveilleux et si incroyables (car véritablement il faudrait emprunter à Mme de Sévigné sa litanie d'épithètes pour les qualifier), que nous n'hésitons pas, malgré leur petit nombre, à publier ces observations, eu égard à l'intérêt capital qui s'y rattache.

Avant d'en arriver aux faits eux-mêmes, disons sans plus tarder de quoi il s'agit ici.

Par une de ces coïncidences bizarres que l'on rencontre quelquefois dans l'exercice de notre art, nous eûmes, en un laps de temps très-court, l'occasion de soigner deux malades atteints l'un et l'autre de hernie crurale. Chez tous deux des accidents d'étranglement se manifestèrent avec une intensité extrême, et durèrent cinq jours chez le premier, dix jours chez le second. Néanmoins, en présence d'accidents aussi formidables, deux fois nous rejetâmes l'opération sanglante, et deux fois ce qui paraissait être le comble de la témérité se trouva être le comble, nous ne dirons pas de la sagesse, mais du bonheur. Le succès nous donna raison, quand les doctrines scolastiques nous donnaient tort. Nous appelons donc la très-sérieuse attention de nos savants confrères et maîtres sur des faits où tout, jusqu'à la guérison elle-même, fut si étrangement insolite.

Si l'on trouve irrationnelle la conduite que nous avons tenue en cette occurrence, nous acceptons le blâme que nous avons encouru. Mais, si au contraire tout ce que nous avons fait a été logique et raisonné; si de plus l'expérience ultérieure vient enrichir la science de faits analogues à ceux qui se sont passés sous nos yeux, nous croirons alors avoir ouvert un nouvel horizon à la thérapeutique d'affections qu'on peut regarder à juste titre comme les plus graves et les plus désolantes qu'il y ait pour l'humanité, les hernies.

PREMIÈRE OBSERVATION

Hernie crurale gauche.

CHAPITRE Ier

ÉTIOLOGIE

I. *Causes prédisposantes*. — 1° *Habitation*. Dans une chambre humide, étroite et basse, située au bout d'une rue sombre et fangeuse, la rue d'Amour, à Rethel (1), au rez-de-chaussée de la maison portant le n° 22, habite avec sa femme un pauvre ouvrier journalier. La misère semble avoir élu domicile dans ce logis malsain. On y marche sur un sol terreux tout bossué, moite et gluant. La porte fêlée ne joint pas. La fenêtre, où l'on voit plus de carreaux cassés que d'intacts, se ferme incomplétement. Par ces ouvertures accidentelles, la chambre hume en quelque sorte le peu d'air dont elle a grand besoin pour renouveler son atmosphère. Quant à la lumière, elle n'y pénètre presque jamais, une ou deux heures au plus par jour. Le plafond qui, par places, n'est constitué que par le plancher de l'étage supérieur, laisse filtrer continuellement la poussière entre ses fissures parallèles comme à travers un tamis. Çà et là des toiles d'araignées, stalactites aériennes, forment des pendentifs pour lesquels le balai des maîtres de céans

(1) Au moment où nous terminons ce travail, cette rue vient d'être repavée et assainie ; elle ne présentera donc plus à l'avenir cette insalubrité qu'elle devait aux eaux croupissantes et aux immondices.

professe un respect beaucoup trop exagéré. Cette chambre étroite est encore rétrécie par la présence d'un lit, d'un bahut, d'une pierrre à laver, d'une table, de quelques chaises, d'un poêle de fonte et d'une tinette. Il y a dans un coin un peu de houille et quelques fagots. Enfin, en travers de la place, à hauteur d'homme, se trouvent des cordes sur lesquelles du linge est étendu et tâche de sécher. Il est facile de comprendre de combien d'émanations et d'odeurs méphitiques l'atmosphère d'un pareil réduit doit être saturée et viciée. Nous donnons ces details topographiques, qui sont d'une rigoureuse exactitude, parce que nous croyons à l'influence du milieu sur la constitution.

2° *Constitution*. C'est là l'appartement qu'habite depuis trente ans la personne qui fait l'objet de cette observation. Son nom est Rose Leguay, épouse Gosse. Elle est âgée de 59 ans. C'est une femme petite, maigre, pâle. Ses membres sont grêles; ses tissus sont flasques et mous, et les téguments flottent sur les parties sous-jacentes comme s'il y avait un vide entre les chairs et la peau. Cette femme semble en proie à l'atrophie générale et à une chloro-anémie chronique. Son alimentation a toujours été insuffisante; elle ne mange que des légumes et jamais de viande. Or, il est d'observation que les herbivores sont plus sujets aux hernies que les carnivores, parce que le régime végétal tend à donner au tube digestif un excès de longueur, tandis que le régime animal agit en sens contraire.

Il n'y a pas de hernieux dans ses ascendants. Mais, d'un autre côté, nous devons dire qu'elle a eu quatre enfants au prix de cruelles souffrances et de grands dangers. Chaque accouchement, sauf un, l'avant-dernier, a nécessité l'emploi des fers. Chaque fois elle a failli y perdre la vie, et les suites de couches l'ont toujours laissée très-longtemps malade.

II. *Causes efficientes.*—*Profession.* Cette femme exerce la profession de soigneuse chez MM. Givelet, filateurs à Rethel. Voilà vingt-cinq ans qu'elle fait le même ouvrage. Il consiste à diriger un long métier qui porte à l'arrière trois rangs superposés de grosses bobines de laine. Cette laine se dévide par la rotation des bobines ; elle passe dans des cylindres et vient se renvider autour d'autres bobines qui forment une seule rangée sur le devant du métier. Ainsi, tandis que les bobines postérieures préalablement pleines rendent leur laine, les bobines antérieures préalablement vides s'en emparent. La besogne de la soigneuse est donc d'enlever à l'avant du métier les bobines pleines lorsqu'elles sont à la grosseur voulue et de les remplacer par des vides, et d'enlever à l'arrière du métier les bobines vides pour les remplacer par des pleines. C'est ce dernier travail qui est seul fatigant, parce qu'il oblige l'ouvrière de lever fortement ses bras en l'air, et même de se dresser sur la pointe des pieds pour atteindre la rangée supérieure. On comprend que dans cette manœuvre il y a un certain effort de produit. L'élévation des bras peut occasionner une sorte de mouvement ascensionnel dans les muscles antérieurs du tronc et une tendance à la dilatation des ouvertures crurales chez la femme, des ouvertures inguinales et crurales chez l'homme.

Mécanisme de la hernie. Si donc, étant donné un sujet présentant une faiblesse congénitale ou acquise du point de la paroi abdominale antérieure correspondant à l'arcade crurale, un effort plus considérable qu'à l'ordinaire est produit par suite d'une toux, d'un éternument ou de toute autre cause, il est facile de comprendre qu'il y aura production de hernie. En effet les intestins se trouvant, par suite de l'effort, comprimés de dehors en dedans, réagiront à leur tour de dedans en dehors, et une anse intestinale viendra faire hernie dans le point le plus faible ou le moins résistant.

Dans le cas qui nous occupe, si la fatigue de la profession a été la cause efficiente de la hernie, l'influence fâcheuse d'une mauvaise habitation et l'influence fâcheuse d'une mauvaise alimentation ont agi comme causes prédisposantes. Mais ces deux dernières influences morbides n'ont été elles-mêmes que l'effet d'une cause supérieure, la misère. C'est là la grande plaie sociale qu'on retrouve presque à chaque pas dans le vaste champ de la pathologie, comme la compagne inséparable des plus durs maux de l'humanité. C'est elle aussi que l'hygiène moderne et la philanthropie contemporaine combattent avec un zèle et une persévérance auxquels on ne saurait trop applaudir. Enfin la prédisposition d'une part, et l'effort insolite d'autre part, voilà les deux facteurs dont l'action combinée a produit pour résultante la hernie crurale.

CHAPITRE II

SYMPTÔMES

Invasion. Ce fut le mercredi 3 février 1864, à six heures du soir, que cette femme fut atteinte de hernie crurale du côté gauche. Le début fut brusque, soudain, rapide, comme un coup de fusil. Elle fut prise tout à coup de points de côté, de douleurs d'entrailles et de vomissements. Sa demeure étant peu distante de son atelier, elle se traîna péniblement jusque chez elle et se coucha. Par une incurie inqualifiable, elle n'envoya pas chercher de médecin. Cependant on passa la nuit le jour même pour la veiller. Elle ne dormit pas une minute, et vomit sans discontinuer jusqu'au samedi 6 février, ne faisant rien que de s'appliquer sur le ventre des topiques insignifiants.

État général. Ce fut seulement le samedi matin que nous fûmes appelé. Nous trouvâmes cette pauvre femme dans un état déplorable. Elle avait la face hippocratique, le nez pincé, les tempes creuses et les yeux caves ; elle présentait enfin cet aspect *sui generis* qu'on observe dans la péritonite et dans les affections graves des intestins. Son pouls était petit et fréquent, et sa peau couverte d'une sueur froide ; elle avait la voix faible et comme cassée, la parole haletante ; sa langue était sèche, sa soif ardente. Elle avait eu des vomissements presque incessants, vomissements de matières d'abord jaunâtres, puis verdâtres, puis fécaloïdes, exhalant une odeur infecte. Dans l'intervalle des vomissements, la malade avait des éructations nidoreuses dont elle et les assistants étaient vivement incommodés. Depuis six jours, le cours des selles et des gaz intestinaux était arrêté; elle avait le ventre sensible et ballonné; ses urines étaient épaisses et rares; enfin les coliques étaient fréquentes et venaient sous formes de crises.

État local. En examinant la région crurale, on y trouvait une tumeur ronde, rénitente, grosse comme une grosse noix, sans changement de couleur à la peau, immobile à sa base, indolore à la palpation légère, mais très-douloureuse au taxis. Elle présentait une surface convexe sur laquelle la peau glissait librement, ce qui écartait l'idée de la présence de l'épiploon dans la hernie.

———

CHAPITRE III

TRAITEMENT

Insuccès des anciens moyens. L'indication capitale était de réduire la hernie, et la première chose à faire pour cela était le taxis. Nous le pratiquâmes avec persévérance, mais la pauvre femme criait et nous demandait en grâce de finir. Nous lui ordonnâmes alors un lavement d'eau salée pour tâcher d'obtenir des selles; il ne fut pas pris, faute d'instrument. Nous conseillâmes ensuite des bains de siége prolongés, prescription qu'on exécuta et qui eut pour effet de calmer un peu les douleurs.

Cependant la tumeur restait toujours au même point. L'état général était très-mauvais ; aux vomissements et aux éructations s'était joint un hoquet très-fatigant. Nous avions mis sur la hernie une vessie de glace que la malade n'avait pas pu endurer ; puis nous en étions revenu aux cataplasmes très-chauds qu'elle paraissait préférer. Malgré cela elle continuait de péricliter, et elle était, on peut le dire, *in extremis*. Dans ces conditions, le pronostic nous parut si grave et la terminaison fatale si prochaine, que nous crûmes devoir dire au mari et à la famille de la malade toute notre pensée sur ce point. On envoya chercher un vicaire de la paroisse qui administra la malade le dimanche matin.

Si jamais opération fut indiquée, c'était là. Le laps de temps écoulé, la gravité des accidents généraux, la persistance de la lésion locale, l'expérience et l'enseignement des maîtres, tout nous disait, tous nous faisait un devoir d'opérer. Nous-même nous nous reprochions intérieurement notre temporisation, nous nous donnions tort de ne pas opposer à un grand mal un grand remède.

Pourquoi donc n'opérions-nous pas ? C'est que, il faut bien le reconnaître, l'opération de la hernie est une méchante opération ; on ne la pratique qu'avec répugnance ; simple et facile en tant qu'opération, elle est bien souvent terrible dans ses suites ; la fréquence des insuccès la rend redoutable. Huit jours avant de voir cette pauvre femme, nous avions été appelé pour aider un honorable confrère qui avait à faire cette opération chez un homme atteint également de hernie crurale gauche. Quoique bien faite, elle avait été suivie de la mort prompte du malade.

A tort ou à raison, nous crûmes à une de ces mauvaises

veines qu'on observe quelquefois dans la pratique chirurgicale, et nous nous persuadâmes qu'opérer cette femme
c'était la conduire à une mort certaine. Sans doute
c'était là un motif bien futile, et nous aurions certaine-
ment passé outre si des considérations plus sérieuses ne
nous eussent arrêté. En examinant, la main sur la
conscience, les chances de succès qu'offrait l'opération,
elles nous paraissaient bien minimes. Si nous avions eu
affaire à une malade jeune, robuste, habitant la cam-
pagne ou une maison salubre, nous n'aurions pas hé-
sité. Mais ici il s'agissait d'une pauvre femme sans force,
usée plus par les fatigues et la misère que par l'âge,
dans un dénûment qui rendait impossible le panse-
ment d'une plaie, vivant enfin dans un milieu où les
conditions hygiéniques étaient plus que négatives.
Tout n'était-il pas réuni pour amener l'insuccès d'une
opération sanglante de cette nature ?

*Guérison par l'emploi de nouveaux moyens thérapeu-
tiques.* Cependant il fallait faire quelque chose et ne pas
rester spectateur passif d'une lutte où bien certaine-
ment le mal devait sortir vainqueur. Nous résolûmes
alors de tenter encore l'action de quelques agents médicaux d'un emploi facile et rapide, avant d'en arriver
à l'action de l'instrument tranchant comme *ultima ratio*
de la thérapeutique. Nous préférions un remède même
incertain à l'inaction : *Melius anceps quam nullum.*

En conséquence, nous nous demandâmes s'il n'y aurait pas moyen d'agir sur l'intestin de telle sorte que cet
intestin serait pour ainsi dire lui-même l'artisan de sa
guérison ; si, par exemple, en produisant des contrac-
tions, des mouvements péristaltiques dans l'intestin, il
n'arriverait pas un moment où de proche en proche la

contraction se ferait dans l'anse intestinale herniée et où la réduction en serait la conséquence. La réduction, on le sait, ne tient souvent qu'à bien peu de chose ; car, pour l'obtenir, il suffit d'un débridement de 6 ou 8 millimètres. Et c'est pour faire un débridement d'une si minime étendue qu'on ouvre une cavité aussi importante que la cavité abdominale et qu'on s'expose à y laisser pénétrer le sang, l'air et le pus qui lui sont si promptement funestes.

Nous nous demandâmes de plus s'il n'y aurait pas moyen d'amener un retrait des intestins vers la colonne vertébrale, retrait qui lui aussi aurait pour effet de réduire la hernie.

Fortement pénétré de ces idées qui nous parurent logiques et raisonnables, nous nous hâtâmes de mettre en pratique, à nos risques et périls, la thérapeutique nouvelle que nous venions d'imaginer. La guérison de la malade, qui en fut la conséquence inespérée, a justifié complétement notre manière de voir.

Électrisation. Le premier moyen que nous employâmes fut l'électrisation de l'intestin. Nous la pratiquâmes le dimanche matin avec l'appareil de Gaïffe, appareil léger, portatif, très-commode, et d'une utilité qui croît tous les jours. Nous introduisîmes dans l'anus un des pôles de la machine, tandis que l'autre pôle, tenu de la main droite, était promené par nous tantôt sur toute la surface du ventre, tantôt seulement sur la hernie. La séance dura un quart d'heure. La malade l'endura courageusement sans beaucoup se plaindre. « Cela fait un remue-ménage dans le ventre, » nous disait-elle. L'effet de l'électricité fut d'arrêter les vomissements qui depuis ce moment ne revinrent plus.

Suppositoire irritant. La tumeur paraissait avoir très-peu diminué. Nous remîmes sur elle de la glace qui fut mieux supportée ; puis, la malade s'en lassant, nous la remplaçâmes par des badigeonnages d'extrait de belladone pour calmer la douleur et dilater l'ouverture ; ensuite, comme nous n'obtenions pas de selles et que la malade était privée de l'emploi des lavements, nous lui introduisîmes le dimanche après midi un énorme suppositoire dans le rectum. Ce suppositoire était fait d'une mèche très-longue et très-grosse, enduite de beurre et saupoudrée de tabac en poudre. Elle le garda près de trois heures, et, dans la nuit même du dimanche au lundi, elle eut quatre selles moyennes.

Pilules de plomb. Cependant, quoique diminuée de moitié, la hernie n'était pas encore complétement rentrée, et les tentatives de taxis étaient toujours mal supportées par la malade. C'est alors que nous employâmes le troisième moyen que nous avions imaginé, les pilules de plomb. Sachant que les coliques de plomb ont pour effet de ratatiner les intestins, nous fîmes faire des pilules d'acétate de plomb de 0,05, et la malade en prit une toutes les deux heures. Nous espérions, en donnant une légère intoxication saturnine dont nous resterions maître, une imprégnation plombique modérée, mettre le ventre en bateau et produire le retrait des intestins vers la colonne vertébrale. Ce fut en effet ce qui eut lieu. Peu à peu les douleurs se calmèrent ; la malade put prendre un peu de belladone à l'intérieur ; le sommeil revint petit à petit ; la langue fut moins sèche et l'altération plus modérée. Le mardi-gras elle prit un peu de bouillon avec plaisir ; le mercredi des Cendres elle

se leva pour la première fois. Les envies de vomir ne
se montrèrent plus, et avec l'appétit la malade reprit
une bonne figure. Néanmoins la convalescence dura
encore quelques semaines, malgré les secours alimen-
taires que nous et d'autres lui donnions; mais cette
durée ne peut s'expliquer que par la faiblesse constitu-
tionnelle de cette dame, et l'intensité des accidents
qu'elle avait éprouvés.

DEUXIÈME OBSERVATION

Hernie crurale droite.

CHAPITRE Ier

ÉTIOLOGIE

Malgré toute l'importance et tout l'intérêt qui s'attachent à cette observation, nous croyons devoir l'abréger, à cause des nombreux points de ressemblance qu'elle offre avec la précédente. Nous pourrons donc être, sans inconvénient, plus sobre de détails.

Le nommé Bénard (Léger-Constant), âgé de 63 ans, jardinier à Rethel depuis huit ans, demeure rue des Minimes, n° 19, au premier étage d'une maison très-saine. Il passe sa vie au grand air. Quoique doué d'un fort appétit et vivant surtout de légumes plutôt que de viandes, c'est un homme très-maigre. On dirait qu'il n'a que la peau sur les os, tant sa charpente osseuse apparaît en relief sous les téguments qu'elle soulève et semble vouloir perforer. Malgré sa maigreur extrême, cet homme est très-fort, très-énergique, doué d'un tempérament sec et nerveux.

Sans avoir jamais fait de grandes maladies, Bénard est ce qu'on appelle un tousseur ; il s'enrhume facilement. Son zèle au travail, son ardeur à l'ouvrage, sont cause de cela; aussi a-t-il souvent payé par des bronchites ses imprudences et ses excès de fatigue. Sauter des fossés, manier des pierres très-lourdes, soulever

des arbres avec leurs mottes, rouler des brouettes
pleines de terre ou de fumier, faire en un mot effort
sur effort, telles ont été bien souvent ses occupations
depuis huit ans.

Nous le vîmes pour la première fois il y a sept mois,
un jour qu'il était venu nous consulter pour des douleurs de ventre. Nous reconnûmes chez lui une pointe
de hernie et nous lui fîmes porter un bandage. Il le
porta bien exactement tous les jours jusqu'au 5 mai
dernier. Ce jour-là, par suite d'une bizarrerie d'esprit
tout à fait inexplicable, et qu'il ne peut comprendre
lui-même, il ôta son bandage qui, disait-il, paraissait
le gêner plus qu'à l'ordinaire. Privé du secours de ce
meuble indispensable, il se rendit à son ouvrage ; il
alla travailler au jardin de M. Petetin, receveur des
finances, et son travail consista à ramasser les limaces
et à tondre la haie. C'est en faisant cette besogne
(5 mai 1864) qu'il se sentit tout à coup pris de douleurs très-vives dans le bas-ventre. Il était dix heures
du matin.

CHAPITRE II

SYMPTÔMES

A l'instant même il se trouva énervé et sans force,
comme s'il était frappé d'une paralysie générale. En
même temps des vomissements survinrent très-violents
et très-abondants, vomissements dont le malade se ré-
jouissait presque, car il les attribuait à ce qu'il appelait

sa pituite, c'est-à-dire cet état glaireux de l'estomac qu'on observe fréquemment chez les ouvriers qui boivent beaucoup d'eau-de-vie. Ce fut en vain qu'il voulut se remettre à l'ouvrage, le mal était plus fort que son courage, et force lui fut de regagner en toute hâte sa demeure ; il s'y traîna lentement, à petits pas, et à peine rentré chez lui il se jeta tout habillé sur son lit, à bout d'énergie, terrassé qu'il était par la souffrance. Il voulait cacher à sa femme sa position critique ; mais celle-ci, le voyant tout changé et en proie à des vomissements inquiétants, nous envoya chercher à deux heures après midi.

En examinant le bas-ventre, nous trouvâmes dans la région crurale droite une tumeur arrondie, élastique, grosse comme un gros marron, sans changement de couleur à la peau, très-douloureuse à la pression, et située à la partie moyenne et un peu interne du pli de l'aine, en dedans des vaisseaux fémoraux. Elle était lisse, et l'on n'y reconnaissait pas, du moins au toucher, la présence de l'épiploon. Nous diagnostiquâmes une hernie crurale simple, non épiploïque, en voie d'étranglement.

En même temps les symptômes généraux venaient confirmer le diagnostic et donner au pronostic une gravité extrême. Nous n'en ferons pas le récit jour par jour, ce qui serait monotone et fastidieux ; mais, pour ne pas en scinder l'exposé et ne pas y revenir à l'article du traitement, nous allons donner ici le tableau complet de ce qu'a éprouvé le malade jusqu'au 14 mai, époque où sa hernie fut réduite.

Pendant ces dix grands jours, le malade n'alla pas une seule fois à la selle. Il eut bien à la fin quelques envies, mais qui restèrent sans résultat. Ses urines étaient rares et rouges ; son ventre était ballonné, sonore à la percussion et sensible à la palpation ; le pouls, d'abord fréquent et petit, devint plus tard faible, irrégulier, intermittent. La faiblesse du malade était extrême ; il parlait difficilement, d'une voix entrecoupée et qui, par instant, s'éteignait. Sa face exprimait l'anxiété la plus vive ; ses yeux rentrés dans leur orbite et ses tempes affaissées lui donnaient l'aspect d'un cadavre. Pas de sommeil, si ce n'est quelques instants de somnolence troublés par des cauchemars. Le malade était en proie à des sueurs colliquatives très-abondantes ; il avait presque tous les jours un hoquet très-fatigant qui durait plusieurs heures. Sans cesse tourmenté par des éructations nidoreuses et des crachats épais, il avait la bouche sèche, l'haleine fétide et une soif inextinguible. Mais les vomissements de matières excrémentitielles furent incontestablement ici le phénomène dominant. On ne peut se figurer combien était navrant le spectacle de ce pauvre hernieux dont le lit était couvert de mouchoirs et de linges tout maculés de ses expuitions fécaloïdes, et auquel sa femme et son fils en larmes prodiguaient des soins qu'ils pressentaient devoir être infructueux. Ces vomissements, d'abord fréquents et abondants au début, se ralentirent notablement ensuite et ne se montrèrent plus guère que deux ou trois fois par jour jusqu'à la fin de la maladie.

CHAPITRE III

TRAITEMENT

Nous vîmes ce malade régulièrement cinq fois par jour. A chacune de nos visites, nous tentions la réduction de la hernie par le taxis, et chaque fois nous avions la douleur de voir nos tentatives sans résultat. L'état du malade paraissait si grave qu'il reçut les derniers sacrements le samedi.

Nous lui avions fait mettre de la glace sur la hernie, mais il ne put la supporter; il préféra la croquer par petits fragments pour calmer la soif ardente qui le dévorait. Nous lui fîmes prendre tous les jours deux ou trois bains de siége qui avaient pour effet de calmer un peu ses douleurs de ventre et de lui procurer un léger assoupissement qui remplaçait le sommeil; dans l'intervalle des bains de siége, nous lui mettions des cataplasmes sur la hernie, préalablement badigeonnée d'extrait de belladone.

Cependant nous ne gagnions pas de terrain, et nous étions toujours sous le coup d'une catastrophe très-prochaine. Par des motifs jusqu'à un certain point analogues à ceux que nous avons exposés dans l'observation précédente, mais surtout encouragé par le succès si complet que nous avions obtenu, nous tentâmes ici encore les trois moyens que nous avions mis en usage chez notre autre malade.

Le dimanche 8 mai, nous pratiquâmes l'électrisation de l'intestin. Cette électrisation produisit un mouvement salutaire dans la hernie, et une très-légère diminution de cette tumeur. Nous croyons que ce qui se passa là sous l'influence de l'électricité a pu contribuer pour quelque chose à empêcher l'étranglement d'atteindre ses dernières limites. Un autre effet utile fut de diminuer les vomissements ; sans doute il y en eut encore tous les jours jusqu'au samedi, mais moins fréquents et moins abondants.

Le dimanche après midi, nous mîmes dans le rectum une grosse mèche saupoudrée de tabac ; le malade la garda trois heures. Il eut à la suite des envies d'aller à la selle ; il demanda le bassin, mais il ne fit rien. Pour aider cette tendance, nous résolûmes d'agir sur le bout supérieur de l'intestin, en donnant deux jours de suite le calomel à la dose de 0,50 par jour, en cinq paquets, pris de deux en deux heures. En même temps, nous donnions tous les jours deux lavements contenant l'un une cuillerée de sel gris, l'autre une cuillerée de tabac en poudre ; mais le malade les rendait comme il les avait pris.

Cependant l'état des choses ne changeait guère. Quand par hasard une légère détente dans les accidents venait nous rendre une lueur d'espoir, l'amélioration était si faible et de si courte durée qu'on n'avait pas le temps de se réjouir. Le malade avait le ventre très-ballonné et sonore à la percussion. Nous lui fîmes prendre plusieurs jours de suite, dans un peu d'eau, de la poudre de charbon de Belloc à doses très-petites et très-rapprochées ; nous eûmes bientôt la satisfaction de voir le ballonnement du ventre et la gêne qu'il occasionnait diminuer notablement.

Enfin, comme la hernie ne rentrait pas, nous donnâmes les pilules de plomb ; le malade en prit quatre par jour, le mardi, le mercredi et le jeudi. Elles parurent ne faire absolument rien, soit en bien, soit en mal ; mais peut-être produisirent-elles pourtant un retrait, ou du moins une tendance au retrait des intestins vers la colonne vertébrale, par suite de l'intoxication légère agissant dans ce sens et ayant ce but thérapeutique.

Enfin le vendredi 13 mai, après neuf jours d'écoulés, tout annonçait en apparence que nous n'étions pas plus avancé que le premier jour. Nous déclarâmes alors à la femme du malade et à son fils qu'il ne restait plus qu'une ressource, l'opération, et que nous étions décidé à la pratiquer séance tenante. En même temps, nous les avertîmes que l'anse intestinale pouvait présenter des adhérences ou des points sphacélés et qu'il pouvait en résulter une fistule stercorale ou un anus contre nature ; mais le malade et sa famille ne voulurent pas entendre parler de l'opération.

Nous replaçâmes alors une mèche dans l'anus ; puis nous songeâmes à employer de nouveau l'électricité simple, puis ensuite l'électro-puncture et peut-être le chloroforme. Le samedi 14 mai, à huit heures du matin, nous entrâmes chez le malade pour la quarante-quatrième fois, triste, désespéré, pressentant l'insuccès de nos efforts et l'approche d'une terminaison fatale. Avant de mettre en œuvre les agents thérapeutiques dont nous nous étions muni, nous fîmes par habitude et comme machinalement un dernier taxis, le quarante-quatrième. Quelle ne fut pas notre stupéfaction quand tout à coup la hernie fit entendre un gargouillement de bon augure ! Nous continuâmes alors à faire avec prudence, malgré quelques plaintes du malade, des pressions modérées qui eurent pour résultat la rentrée complète de l'anse intestinale herniée. Non, nous ne pourrions pas exprimer avec des mots combien fut vive la joie que nous éprouvâmes en voyant enfin ce pauvre malade sauvé d'une mort qui paraissait si imminente ! Ce sont des émotions bien rares, mais bien douces, et qui dédommagent le praticien des nombreux et amers déboires qui l'attendent à chaque pas et des noires ingratitudes dont il est si souvent abreuvé !

Le reste n'est plus important à noter. Tous les accidents cessèrent ; le cours des matières se rétablit ; le sommeil et l'appétit revinrent, et, chose étonnante, malgré le calomel, les pilules de plomb, l'électricité, les mèches et les lavements irritants, le malade n'accusa pas la plus petite souffrance du côté du tube digestif. Il ne lui restait qu'une grande faiblesse, dont les toniques et une alimentation substantielle dirigés avec une extrême prudence finirent par triompher.

———————

CONSIDÉRATIONS

SUR LES FAITS PATHOLOGIQUES PRÉCÉDENTS.

Voilà donc deux hernies crurales qui, après des accidents généraux formidables et de très-longue durée, furent, contre toute attente, guéries sans opération. Ces observations soulèvent une question grave, intéressante, et qui vient tout naturellement à l'esprit, une question de diagnostic. En effet, nous devons nous demander s'il y a eu chez ces malades étranglement ou engouement. Tous les symptômes de l'étranglement s'y sont rencontrés au plus haut degré, sauf un, la mort des malades. Pour admettre l'étranglement il fallait, n'opérant pas, que les malades mourussent de perforation, gangrène ou péritonite. Du moment qu'ils ont survécu, c'est qu'il n'y avait qu'engouement : *Naturam morbi ostendit curatio*.

Or, est-il possible dans l'état actuel de la science de distinguer de prime abord ces deux caractères que peut présenter une hernie irréductible? Peut-on dire, à coup sûr, où finit l'engouement et où commence l'étranglement? C'est là une question considérable, une question de vie ou de mort pour le malade, et nous croyons malheureusement qu'elle est et sera longtemps encore insoluble. Souvent, en effet, le passage d'un état grave, mais curable, à un état plus grave encore et même désespéré, se fait d'une façon presque insensible. Ces deux états peuvent ne différer que par une nuance presque imperceptible, qui pour être saisie demande toute la perspicacité d'un chirurgien expérimenté.

Nous ne nous étendrons pas plus longuement sur ce sujet litigieux. Nous nous rappelons qu'il déchaîna jadis un grand orage qui, parti du haut de la tribune académique, eut un immense retentissement. A Dieu ne plaise que nous venions à notre tour aujourd'hui exciter encore la tempête! Nous aurions préféré garder le silence plutôt que d'être un brandon de discorde scientifique. Nous tenons plus aux faits qu'aux mots; et des querelles de mots, nous en faisons bon marché. Si nous parlons d'engouement, c'est faute d'expression meilleure, et parce qu'on ne peut considérer comme ayant été étranglées des hernies qui, sans présenter ni épiploïte, ni perforation, ni gangrène, furent réduites sans accidents consécutifs au bout de cinq et de dix jours, quoique s'étant accompagnées de phénomènes généraux considérables.

La seconde question qui vient à l'esprit, question de thérapeutique, nous paraît devoir être plus satisfaisante, nous dirions presque plus consolante. La hernie en voie d'étranglement est une affection tellement grave, si souvent mortelle, que, si la réduction n'est pas obtenue promptement, il faut se hâter d'opérer. Le but de l'opération est de faire un débridement de six à huit millimètres qui permette à la hernie de rentrer. Or, on ne peut le nier, pour obtenir ce résultat, on remplace un mal dangereux par un autre mal également plein de dangers. Le malade tombe, on peut le dire, de Charybde en Scylla. Il est guéri de sa hernie, mais il a à la place une plaie pénétrante de l'abdomen et il court tous les dangers de la péritonite.

Proscrire de la thérapeutique une opération si redoutable, opération presque aussi grave que le mal lui-même contre lequel on l'emploie, ce serait rendre à l'humanité un service éminent et faire faire à la science un progrès remarquable. Deux fois nous avons eu cette noble ambition, et deux fois le succès a couronné notre audace, *audaces fortuna juvat!*

Nous ne reviendrons pas sur les moyens rationnels que nous avons mis en usage; nous en avons parlé longuement dans le cours de nos observations. Si nous voulions cependant serrer la question de plus près encore et spécifier l'action des agents employés par nous, nous dirions : les mèches irritantes agissent sur le bout inférieur de l'intestin, et elles ont pour adjuvants les lavements irritants; les pilules de plomb agissent sur le bout supérieur de l'intestin et elles ont pour adjuvants la glace et la poudre de charbon; l'électricité agit sur tout le paquet intestinal et elle a pour adjuvants les cataplasmes et les bains de siége fréquents et prolongés.

Nous croyons donc que dans toute hernie irréductible, il serait bon, avant d'en arriver à une opération sanglante qui échoue si souvent, d'employer les trois moyens nouveaux dont nous parlons.

L'électricité surtout a une action énergique et dont l'efficacité paraît évidente. Elle provoque des ondulations dans les intestins, ondulations qui se décomposent, en dernière analyse, en tractions alternatives sur les bouts supérieur et inférieur.

L'emploi des pilules de plomb pour produire le retrait des intestins à l'aide d'une légère intoxication saturnine ayant cette singulière propriété, n'a été chez nous qu'une vue de l'esprit purement théorique d'abord que la réflexion nous a suggérée. Quand nous parlâmes aux malades de l'opération, ils nous répondirent qu'ils préféraient du poison. Certes, ils ne savaient pas qu'ils seraient si bien servis à souhait; seulement ici ce n'était pas un poison malfaisant, c'était un poison vivifiant et salutaire, si tant est qu'on puisse accoupler des mots si hétérogènes.

« Mieux vaut, dit Gaubius, s'arrêter que de marcher dans les ténèbres : *Melius est sistere gradum quàm progredi per tenebras.* » Si nous avions suivi cette proposition, nous aurions infailliblement perdu nos deux malades. La guérison au contraire, en venant justifier le mode de traitement dont nous avons fait usage, démontre une fois de plus toute la justesse de la critique qu'a faite M. le professeur Trousseau de cette proposition de Gaubius. Il faut en effet intervertir la phrase et dire : *Melius est progredi per tenebras quàm sistere gradum.* Les progrès de la science sont à ce prix, car l'immobilité ne fait pas, ne peut pas faire de découvertes.

En définitive, en médecine, contrairement à ce qui

se fait dans l'industrie, on ne prend pas de brevet d'invention. Lorsqu'une méthode nouvelle surgit, lorsqu'un procédé ingénieux se révèle, au lieu de les garder pour soi seul, on les propage le plus possible. Plus on voit s'étendre une innovation thérapeutique heureuse, plus on sait que l'humanité doit en bénéficier ; car tout médecin honnête et dévoué au salut de ses semblables doit avoir pour devise : *Miseris succurrere disco*. Nous devons tous travailler à atteindre ce résultat généreux. Et il faut que cette grande préoccupation humanitaire retentisse constamment à l'oreille de l'homme de l'art.

Qu'avons-nous voulu en publiant ce Mémoire ? Assurément nous n'avons pas l'ambitieuse prétention, avec deux faits heureux, quoique graves, de nous ériger en réformateur médical. Cependant, malgré leur petit nombre, ces faits renferment un enseignement précieux et nous ne voulons pas qu'il soit perdu. En appelant l'attention sur l'emploi possible de nouveaux agents thérapeutiques pouvant dans la hernie étranglée remplacer l'opération sanglante, nous espérons rendre service à la fois à d'honorables confrères et à d'intéressants malades. Qui sait si dans des cas semblables aux nôtres des essais comme ceux que nous avons tentés ne seraient pas aussi couronnés de succès ! L'avenir nous dira la réponse de l'expérience. S'il en était ainsi, notre plus douce récompense serait de ne pas avoir travaillé en vain pour les progrès de la science et pour le soulagement des maux de l'humanité.

Quel que soit le sort réservé à notre travail, nous n'aurons pas failli à notre devoir sacré de praticien consciencieux, et nous aurons observé religieusement la sage et noble maxime : « Fais ce que dois, advienne que pourra. »

CONCLUSIONS.

Des faits et observations qui précèdent, nous croyons pouvoir tirer, au point de vue du traitement des hernies, les conclusions suivantes :

1° Un certain nombre de moyens thérapeutiques purement médicaux peuvent être employés avec succès dans les hernies irréductibles engouées ou en voie d'étranglement.

2° Les pilules de plomb, les mèches excitantes dans le rectum, et l'électrisation de l'intestin, nous paraissent appelées, dans ces cas-là, à rendre de grands services, et même jusqu'à un certain point à remplacer l'opération sanglante, opération dont les nombreux insuccès doivent faire désirer ardemment la radiation définitive de la pratique chirurgicale.

3° Il y a lieu de propager ces nouveaux moyens de traitement qui sont simples, faciles et nullement dangereux, et qui, avec la sanction ultérieure de l'expérience, pourraient modifier très-avantageusement la thérapeutique si bornée et si redoutable des hernies.

Rethel, le 25 juin 1864.

Dr J. MEUGY.